Te 7
31.

2 f. in 8°. 1000 ex

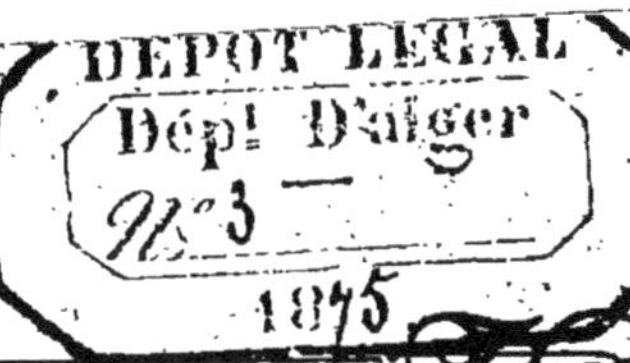

HYGIÈNE DU COLON EN ALGÉRIE

PAR

Le Dr E. BERTHERAND

Secrétaire général de la Société de *Climatologie d'Alger*,
Ancien Médecin des Circonscriptions médicales de Téniet-el-Hâad,
Castiglione, etc.

HONORÉE DES SOUSCRIPTIONS DU CONSEIL GÉNÉRAL
DE CONSTANTINE,
DE LA COMMISSION DÉPARTEMENTALE D'ORAN, DE LA SOCIÉTÉ
D'AGRICULTURE D'ALGER, ETC., ETC.

DEUXIÈME ÉDITION

ALGER
DE L'ASSOCIATION OUVRIÈRE V. AILLAUD ET Cie.

1875

Tc7
31

HYGIÈNE
DU COLON
EN ALGÉRIE

PAR

LE Dr E. BERTHERAND
Secrétaire général de la Société de *Climatologie d'Alger*,
Ancien Médecin des Circonscriptions médicales de Téniet-el-Hâad,
Castiglione, etc.

HONORÉE DES SOUSCRIPTIONS DU CONSEIL GÉNÉRAL
DE CONSTANTINE,
DE LA COMMISSION DÉPARTEMENTALE D'ORAN, DE LA SOCIÉTÉ
D'AGRICULTURE D'ALGER, ETC., ETC.

DEUXIÈME ÉDITION

ALGER
IMPRIMERIE DE L'ASSOCIATION OUVRIÈRE V. AILLAUD ET Cie
—
1875

BIBLIOTHÈQUE NATIONALE RF
Tc 31

PLAN :

—

Pages.

HYGIÈNE DU COLON

EN ALGÉRIE

En même temps qu'il appelle l'émigration vers l'Algérie, le Gouvernement général de la Colonie lui prépare les premiers éléments du succès en choisissant l'emplacement des localités à peupler, en garantissant de son mieux l'installation des Colons dans de bonnes conditions de salubrité.

Mais cela ne suffit pas : il faut qu'une fois en possession de ses terres, le Colon contribue de lui-même, par ses propres efforts, à son acclimatement, à celui de sa famille, en observant toutes les précautions d'hygiène nécessitées par le changement de climat et les circonstances toutes nouvelles au milieu desquelles il vient s'établir. Selon qu'il dirige sa santé, par le régime, par les habitudes, par sa prévoyance, le Colon tient donc entre les mains le succès de son entreprise, son existence, celle de ses enfants, et jusqu'à l'avenir de la colonisation algérienne à laquelle il vient travailler. Il dépend, en effet, de sa volonté, de son intelligence, de sa conduite, de tirer bon parti des facilités de tous genres dont l'Administration a considéré comme un devoir sacré d'entourer ses débuts.

Quand l'Européen du Nord met le pied en Algérie, il est d'abord frappé de l'étrangeté du pays qu'il va habiter. La végétation est luxuriante et toute particulière, la lumière éclatante ; les saisons sont réduites à deux, celles des pluies et des chaleurs; les Arabes, auprès desquels on va vivre, ont des mœurs et des coutumes à eux ; rien ne ressemble aux habitudes et aux aspects des contrées que l'Européen vient de quitter, et ce spectacle inaccoutumé devrait lui inculquer le besoin instinctif d'adapter dorénavant sa vie à ce milieu, à ces exemples, à ces influences, à ces conditions toutes nouvelles.

C'est parce qu'ils n'ont pas su ou voulu abandonner les usages européens pour ceux que réclame l'existence algérienne, que tant de Colons ont succombé et fait ainsi au Nord de l'Afrique une réputation imméritée d'insalubrité. L'histoire des premières années de l'occupation algérienne démontre le danger des défrichements entrepris ou continués dans la saison des chaleurs. Il faut compter encore l'oubli des dessèchements d'endroits marécageux, le voisinage des eaux stagnantes, l'incurie de leur écoulement dans des fossés convenablement entretenus, l'inaptitude de bon nombre d'immigrants à la profession agricole, le manque de ressources pécuniaires suffisantes en attendant le placement sur les concessions, etc. Nous signalons surtout l'habitation dans des lieux bas, humides, rapprochés des rivières où l'eau n'est pas toujours courante, l'abandon trop fréquent de la culture pour l'exploitation de débits de boissons sur les chemins de communication, les déceptions et la misère qu'amènent trop souvent les reprises d'hostilités, les chômages qui succèdent aux bénéfices du passage des colonnes expéditionnaires, etc. Enfin, les difficultés de l'acclimatation, contrariée par tant de causes nuisibles, la négligence de l'hygiène la plus élémentaire, surtout les abus de l'absinthe et cent autres fautes ou imprudences personnelles, ont été à tort attribués à l'influence malsaine du pays, alors que la cause des maladies, des cultures improductives, du dépeuplement et de la mortalité, résultait presqu'exclusivement de la conduite, de l'insouciance, de l'irréfléxion des immigrants. Certes, il faut faire la part des difficultés inséparables de toute installation dans un climat entièrement nouveau ; mais, à côté des tâtonnements et des erreurs inévitables en pareil cas, il y a eu bien souvent aussi, des obstinations fatales, des découragements inexplicables ou trop précipités, des résistances et des imprudences blâmables.

Cela est si vrai que, depuis l'exécution des défrichements, depuis que l'on a assaini les plaines sur une vaste échelle, depuis qu'on observe mieux les prescriptions du Gouvernement général concernant les meilleures conditions d'immigration, sous le rapport de l'âge, des ressources, de l'époque du voyage, depuis l'institution des Médecins de colonisation dans presque tous les centres nouvellement créés, depuis qu'on a multiplié les bonnes voies de communication, etc., la mortalité a progressivement diminué, la possibilité et la facilité même de l'acclimatation des Européens sont devenues évidentes.

Cette notice se propose de résumer les vérités que l'expérience de plus de quarante ans a démontrées à ce sujet : nous croyons être utile aux Colons en leur rappelant brièvement et sous forme de pratiques d'une application facile, les principales prescriptions hygiéniques nécessaires en Algérie.

Leur devoir, leur intérêt, sont de bien s'en pénétrer, de les suivre à la lettre et de donner à leurs enfants l'exemple d'une régularité et d'une prévoyance qui peuvent seules les préserver des maladies, de la ruine et du désespoir qu'elles traînent après elles.

Règle générale, l'acclimatation est d'autant mieux garantie que l'immigrant trouve, dans la contrée où il arrive, un ensemble de conditions aussi rapprochées que possible de celles qu'il quitte : ainsi, l'homme du Nord, celui habitué à l'air vif et pur des montagnes, doivent choisir leur nouvelle installation sur un point élevé.

L'Algérie, sous ce rapport, est bien partagée ;

le terrain, traversé par des éminences de degrés variés, offre, entre les plaines et les vallées, des plateaux nombreux, avec des versants frais et exposés au Nord.

La profession générale du colon algérien est l'agriculture : le travail fatigant de la terre éprouve davantage, dans un pays plus chaud, les constitutions même robustes ; aussi ne saurait-on trop conseiller aux immigrants qui n'y sont pas habitués de ne point s'exposer à en tenter l'apprentissage sous le climat algérien.

La meilleure époque de débarquement en Algérie, indiquée d'ailleurs par les paternelles prescriptions de l'Autorité, comprend l'automne jusqu'à la fin du printemps, c'est-à-dire l'intervalle d'octobre aux derniers jours d'avril. Pendant cette période de sept mois, la température se maintient assez fraîche, à cause surtout des pluies intermittentes ; le passage de l'air d'Europe à celui de l'Algérie est alors bien moins sensible que si l'arrivée se faisait au milieu des quatre mois de grandes chaleurs, pendant lesquelles le remuement des terres devient non-seulement difficile, mais dangereux.

Il va sans dire que l'immigrant doit être d'une bonne santé et bien constitué, surtout s'il veut se livrer aux travaux de la culture ou de l'industrie.

Des considérations personnelles aux colons leur font amener avec eux leur famille ; ce sont là d'excellentes garanties pour le bien-être matériel et moral dont ils ont besoin d'être entourés, surtout dès le début de cette expatriation. Autant que possible, il convient que les enfants, dont la dentition n'est pas complète, ne soient pas prématurément sevrés en vue du voyage. L'expérience a prouvé que cette précaution mal entendue leur était presque toujours nuisible et parfois fatale.

Si le colon a le choix de son terrain, qu'il s'établisse de préférence sur les hauteurs ; qu'il craigne les plaines, les vallées chaudes et humides, les lieux encaissés où règnent les brouillards intenses. Si les vents dominants doivent lui apporter les émanations malsaines d'une vallée marécageuse, qu'il s'en garantisse en choisissant un point tout opposé à leur direction, ou, tout au moins, qu'il s'abrite derrière un repli de terrain, derrière un rideau de végétaux touffus et élevés.

Il ne faut jamais s'installer *sur* des terres vierges, non défrichées, ni trop *près* des terres à défricher; car on s'exposerait directement à l'action délétère des émanations malsaines. Il est toujours préférable d'avoir au moins son habitation sur des points déjà bouleversés ou mis en culture.

Le Colon ne doit pas perdre de vue que l'eau stagnante est son plus mortel ennemi pendant les chaleurs. Les fossés, dont le besoin de la défense lui font parfois entourer sa demeure, manquent souvent d'un écoulement suffisant pour les eaux pluviales et autres.. C'est là un danger :

mieux vaut remplacer ce mode de protection par des haies vives et impénétrables de cactus, ou plus tard par des murailles.

A plus forte raison, doit-il s'éloigner des rivières ; car, en Afrique, les cours d'eau, qui forment en hiver des courants torrentiels sujets aux débordements, deviennent en été des marais desséchés, foyers pestilentiels de fièvres rebelles.

Au début, l'installation des colons arrivés sur leur concession ne s'effectue pas généralement dans des constructions définitives. Les abris improvisés d'abord consistent en baraques de planches, en tentes de campement, et exigent d'autant plus de soins dans leur disposition, pour n'être pas nuisibles, qu'ils ne suffisent généralement pas à protéger convenablement toute une famille, pendant la période pluvieuse, qui est précisément celle de l'immigration et du commencement de l'acclimatation. On remédiera autant que possible à ces imperfections en goudronnant les planches et les toiles, en surélevant le sol intérieur d'au moins 30 à 40 centimètres et le recouvrant d'un bétonnage convenable. Pour faciliter le renouvellement de l'air, les croisées devront être disposées en face les unes des autres. On établira enfin autour du réduit une rigole, avec profondeur et pente voulues, pour l'écoulement des eaux pluviales et ménagères dans des trous perdus. Grâce à ces précautions, l'habitation sera à l'abri de l'humidité du dehors et asséchée, à l'intérieur, contre l'humidité du sol.

Les alentours de ces demeures seront sévèrement surveillés au point de vue de la propreté; les Colons ont la funeste habitude d'y accumuler du fumier, des débris végétaux, des épluchures, d'y jeter des eaux grasses, d'y vider les eaux ménagères, quelquefois même les vases de nuit. Aux premières chaleurs, ces matières entrent en fermentation, infectent l'atmosphère, prédisposent ainsi aux maux de ventre, aux flux de sang, aux fièvres. Avant tout, il faut écarter avec soin ces dépôts d'immondices, et dans le cas où l'on ne pourrait le faire complètement, à cause de l'encombrement et des travaux plus pressés de l'installation, il conviendra d'arroser le sol et de blanchir fréquemment les murs intérieurs avec de l'eau de chaux.

Dès que la fin des pluies permettra de s'occuper des constructions définitives, le Colon s'astreindra aux prescriptions suivantes :

1° Sur le sol convenablement bétonné et surélevé à 50 centim., établir un rez-de-chaussée à murs en pierres et d'une grande épaisseur afin de se garantir efficacement de l'humidité des pluies hivernales, des rayons ardents du soleil d'été, ainsi que des nuits toujours fraîches (brouillards, rosées) de l'Algérie ;

2° Autour des bâtiments, ménager et entretenir sous terre des conduits d'écoulement des eaux ; établir, le long des angles verticaux, des tuyaux de descente aboutissant à un régime de gouttières ;

3° Avoir soin de surélever ce rez-de-chaussée d'un premier étage dans lequel seront disposées des chambres à coucher pour toute la famille. Le nombre de ces pièces devra être proportionné à l'âge et au sexe des habitants, de telle sorte que la même chambre ne serve pas à trop de monde et que pour les enfants déjà grands, les filles et les garçons soient séparés. Les fenêtres des chambres doivent s'ouvrir, pour la plupart, à l'Est, quelques-unes au Nord, et toujours du côté des vents sains et dominant dans la localité ;

4° Chaque pièce possèdera des conduits de cheminées, ou, à leur défaut, des ventilateurs ou ventouses, par lesquels l'air se renouvellera toujours et facilement ;

5° On établira les écuries et les latrines dans un corps de bâtiment séparé de l'habitation, et on tiendra habituellement fermées les ouvertures des fosses ;

6° On entourera la maison de plantations d'arbres. La verdure purifie l'air, le rafraîchit, réjouit l'œil ; les haies et les rideaux d'arbustes produisent de l'ombrage, garantissent de la forte chaleur, de la poussière et aussi de la violence du vent. Les arbres à essences et à feuillage persistant, les pins, les eucalyptus, devront être préférés.

Une maison ne peut guère être habitée dans les premiers six mois de sa construction : ce n'est généralement pas trop d'une saison complète des grandes chaleurs pour enlever toute trace d'humidité.

Le changement de climat produit par l'émigration détermine, le plus souvent, des troubles plus ou moins intenses, des dérangements de l'état ordinaire de la santé. Il est facile, en obéissant scrupuleusement à quelques précautions, à certains conseils de prudence, de prévenir, d'amoindrir tout au moins, les fâcheux effets de ces influences.

Dans le climat algérien, il y a à considérer principalement la chaleur et l'humidité de l'air, l'une et l'autre sujettes à des variations assez brusques et fréquentes. Il en résulte, pour les fonctions et la susceptibilité de la peau et de l'intestin, des perturbations assez constantes. Aussi, dès le débarquement, le colon doit s'habituer à porter de la flanelle, couvrant entièrement la poitrine et le ventre. La ceinture de laine en usage dans l'armée, ou mieux encore la longue ceinture arabe, a le double avantage de préserver l'abdomen et en même temps de soutenir les vêtements autour des reins. Il convient de proscrire absolument la toile comme linge de corps : si la flanelle ne peut être tolérée sur la peau, on la portera par dessus des chemises en tissu de coton.

L'usage permanent du caleçon est indispensable pour les deux sexes.

Les hommes doivent porter le pantalon de drap léger en été, celui de toile s'imbibe trop facilement de la sueur et expose à des refroidissements dangereux.

L'emploi de bas ou chaussettes en coton ou en laine est de rigueur.

Pour coiffure, le chapeau sera élevé, à larges bords, avec ventouses latérales et mieux au fond, afin de renouveler constamment la couche d'air qui baigne le sommet de la tête. Comme couleur, la coiffure pourra être en feutre noir-gris l'hiver, en paille blanche l'été. Pour protéger la tête et le cou, les yeux et les oreilles contre une lumière éclatante et directe, il convient d'adopter, pendant la saison chaude, l'usage du couvre-nuque, sorte de coiffe en coton blanc, qui flotte autour du crâne et retombe sur les épaules ainsi que sur les faces latérales du visage. — Bien se garder de travailler ou d'aller au soleil la tête nue.

Jamais de vêtement ni de liens serrés autour du du crâne, du cou, de la poitrine ; aussi le col de la chemise doit-il être large et la cravate légère et peu épaisse. Pendant le travail aux champs, le col de la chemise peut être déboutonné et la cravate supprimée ; mais, dès qu'on quittera l'ouvrage, cette dernière sera soigneusement réappliquée.

Supprimer les bretelles et les sous-pieds.

Une fois le colon rentré au logis, en été, il doit craindre le refroidissement résultant du passage de l'air chaud à un air plus calme, frais, souvent humide. Il fera bien de changer, dans son vêtement, toutes les pièces qui seraient imbibées de transpiration, et de se couvrir, soit avec le burnous arabe, soit avec une blouse en laine à manches (vareuse) et à capuchon. Sous aucun prétexte, même par les plus fortes chaleurs, il ne doit se mettre « trop à nu. »

Il n'y a rien à dire de particulier sous le rapport de l'habillement des femmes, si ce n'est que dans la forme et la légèreté des vêtements, elles ne céderont pas à la tentation, par une température élevée, de se découvrir d'une façon exagérée et imprudente, surtout lés épaules et le cou, ce qui les expose aux névralgies, aux douleurs rhumatismales, aux coups de soleil.

Quant aux nouveau-nés, les mères feront bien de renoncer de bonne heure au maillot et aux larges bandes d'Europe, qui condamneraient en Algérie ces petits êtres à une chaleur exagérée, à des compressions fatigantes, à des transpirations affaiblissantes et favoriseraient les rougeurs, les éruptions, les excoriations, les coliques, les mauvaises digestions, etc. Avec des chemisettes, de longues robes, le froid n'est pas à craindre, la respiration et les mouvements seront plus libres et le développement du corps ne s'en fera que mieux.

Les matelas et oreillers de plumes et de laine seront évités : on les remplacera avantageusement par le crin végétal. Les draps de toile valent mieux que ceux de coton.

En raison de la température assez élevée du climat, il faut éviter de se surcharger de couvertures, et proscrire absolument les édredons.

Dans les vêtements, préférer les couleurs claires, parce qu'elles absorbent moins la chaleur solaire et les miasmes.

Les soins de la peau sont beaucoup trop négligés par les Colons. Il ne suffit pas de changer de linge au moins deux fois par semaine ; il est regrettable qu'ils ne prennent point l'habitude des grands bains d'été, soit à domicile, soit dans les rivières, soit dans la mer, tout au moins des lotions quotidiennes sur tout le corps. Ces lavages rapides ont pour avantages de rafraîchir la peau fatiguée par la sueur du travail, de diminuer considérablement la soif et les démangeaisons entretenues par les dépôts de transpiration, de délasser les membres fatigués et de prévenir les indispositions intestinales. Les bains de mer, quelque peu prolongés, ont l'inconvénient de déterminer une éruption accompagnée de démangeaisons fort désagréables, appelée improprement « gale bédouine » : la salure plus intense de la Méditerranée et l'excitation qui en résulte à la peau exigent que le séjour dans cette eau marine ne dure pas plus de 5 à 6 minutes.

Ne jamais prendre de bains entiers que trois heures au moins après avoir mangé.

L'entretien de la propreté des pieds facilite la marche, rend la fatigue plus supportable.

Les nuits étant généralement fraîches et humides, le Colon doit être suffisamment couvert au lit et ne jamais, même en été, coucher avec les croisées ouvertes, imprudence qui occasionne des maux d'yeux ou d'oreilles, des courbatures, etc.

Les petits enfants, surtout, seront soumis à des lavages à grande eau tiède, chaque matin. Un préjugé fort regrettable fait respecter les résidus desséchés des excrétions de la peau du crâne, formant une croûte épaisse (vulgairemeni appelée « calotte »), d'une odeur aigre, occasionnant des démangeaisons fort vives, de la vermine, parfois la perte du sommeil, des ophthalmies, des engorgements de glandes au cou, etc. Ces dépôts de saletés doivent être prévenus au moyen de frictions huileuses et de lotions savonneuses tièdes. A plus forte raison ne faut-il pas les provoquer par une coiffure trop chaude : un bonnet de calicot suffit les premiers temps, puis on habitue les petits enfants à rester nue-tête dans les appartements.

Les nouveau-nés seront, de très-bonne heure, accoutumés à l'usage des bains entiers, tièdes l'hiver, froids l'été.

La propreté exige aussi que chaque enfant ait son lit. La mère qui couche son enfant à côté d'elle l'expose à être écrasé ou bien asphyxié : le lit de la mère s'imprègne des excrétions involontaires de l'enfant et tous deux respirent un air vicié.

L'alimentation doit être surveillée sous deux points de vue : la quantité et la qualité. Le nouveau débarqué en Algérie éprouve une faim dévorante : il doit la satisfaire modérément, sans quoi il arrivera promptement au dégoût, à la perte d'appétit, à l'embarras des voies digestives, puis à la fièvre. Sous ce rapport, la sobriété des indigènes, des immigrants du Sud de l'Europe, tels : les Espagnols, les Portugais, etc., est un exemple à suivre.

Le Colon ne doit jamais se rendre à jeun au travail des champs : il prendra du pain avec le café ou le thé ou un demi-verre de vin, soit une infusion amère (centaurée).

L'abondance des fruits acidulés du pays exige une extrême prudence ; soit pour calmer la soif ardente dans les premiers temps, soit qu'ils cèdent à la gourmandise qu'éveillent ces produits délicieux, les immigrants ne tardent pas à ingurgiter des quantités assez démesurées pour déterminer des indigestions, des diarrhées rebelles, la fièvre, l'affaiblissement général. Certes le fruit bien mûr est avantageux, mais à la condition qu'on en mange modérément.

Cette recommandation s'applique surtout aux oranges, aux figues de barbarie.

Il en est de même des aliments épicés (ail, piment, salaisons) dont le Colon, à l'instar des indigènes ou des méridionaux, compose volontiers tous ses repas. Sous l'influence de ces substances excitantes, peu nourrissantes, les forces dépensées au travail ne sont pas réparées et l'intestin devient sujet aux indispositions. La charcuterie, les chairs fumées ne conviennent que l'hiver et encore dans une faible proportion. Le pot au feu avec de la viande fraîche est nécessaire à l'agriculteur au moins deux fois par semaine ; la volaille, le poisson, les œufs entreront dans la nourriture de chaque jour, ainsi que les légumes frais qui seront autant que possible préférés aux secs. La patate est une racine d'une production et d'une digestibilité faciles, et que les Colons devraient multiplier dans leurs potagers.

Avec le café noir, dont la décoction est d'un usage populaire en Algérie, on aura un excellent déjeuner du matin ; on peut l'additionner de lait selon les goûts, mais il devient alors d'une digestion moins facile. Il est encore avantageux de faire suivre le second déjeuner (de midi) d'une infusion de café ou de thé, surtout dans les localités basses et humides.

L'alimentation des enfants mérite une attention particulière. Le sevrage doit être réglé sur la dentition : à mesure que les dents sortent, la nourriture peut être plus fortifiante; au lait de la mère il faut adjoindre des aliments de facile digestion (fécules, œufs, chocolat, café, etc.). L'élève au biberon paraît moins bien réussir qu'en Europe ; par les chaleurs de l'été surtout, on ne peut toujours s'approvisionner de lait, et le conserver frais : il s'aigrit vite dans la *bouteille* et indispose le nourrisson.

En général, les mères doivent allaiter leurs enfants : si une nourrice mercenaire devient indispensable, elle ne saurait être acceptée et engagée qu'après choix et examen complet par un médecin.

Les femmes fraîchement débarquées ne tarderont pas à reconnaître l'influence du climat sur la qualité comme sur l'abondance de leur lait, et la nécessité leur fera mieux comprendre le besoin de corriger ces imperfections du seul aliment de leur nouveau-né, par une nourriture plus appropriée, plus abondante, dont le médecin leur indiquera la composition.

Pour toutes ces questions relatives à l'éducation physique du nouveau-né, on ne saurait trop recommander aux jeunes mères immigrantes de se défier des conseils ridicules qui ne manqueront pas de les assaillir, de la part des voisines, des commères, garde-malades, berger, sorcier, marabout, etc.

Si la dentition, époque critique en *tous* pays, a été jadis si meurtrière en Algérie, la faute en est surtout à la manière inintelligente dont l'enfant a été traité, par la coupable soumission de la mère aux pratiques que l'ignorance et la routine ont malheureusement popularisées à ce sujet.

La poussée des dents pendant la saison hivernale n'offre rien de particulier ; mais en été, les chaleurs, parfois fatigantes, influent sur les voies digestives de la nourrice et du nourrisson, déterminent chez ce dernier des diarrhées, des dysenteries, de la fièvre, que les parents négligent imprudemment ou se mêlent de traiter à contre sens ; le médecin n'est demandé le plus souvent que si les convulsions, les vomissements se déclarent. Un peu de diète chez l'enfant, quelques modifications dans le régime de la mère auraient souvent suffi à conjurer de graves résultats, dont le climat, le climat seul, est toujours accusé !

Nous dirons aux Colons : « ne vous obstinez
» pas à vous passer de l'expérience du médecin,

» et dès que vos petits enfants sont malades, » quand surtout ils souffrent des dents, courez » vite consulter le docteur : lui seul est compé- » tent. »

Plus que partout ailleurs, dans un pays à température élevée, pour servir à la boisson et à la préparation des aliments, une eau doit être limpide, incolore, inodore, et sans saveur, bien dissoudre le savon, cuire entièrement les légumes. Les eaux de sources montagneuses sont très-fraîches et dans certains états maladifs (rhumes, diarrhée, fièvre) ou de la santé (transpiration), l'usage n'en est pas sans quelque danger. Il en est de même de l'eau des puits très-profonds. Les eaux peu abondantes, ayant peu de courant, s'échauffent facilement sous l'influence du soleil ; aussi celles des plaines sont indigestes, malsaines, débilitantes. Les eaux de neige et de glace, utilisées sur les hauts plateaux, sont difficiles à digérer, et on les accuse de produire des goîtres. On obtient facilement en Algérie une température *convenablement* fraîche de l'eau au moyen de vases poreux (gargoulettes) entourés d'un linge mouillé en permanence et placés dans un courant d'air à l'ombre.

Toute eau à teinte louche ou verdâtre, celle des flaques stagnantes, par exemple, contient des matières organiques ; jaune ou brunâtre, elle renferme des matières sablonneuses ou ferrugineuses : de telles eaux doivent être rejetées comme boisson. Il en est de même des premières eaux récoltées sur les terrasses, les toits et le sol pour alimenter les citernes ; elles ne sauraient être utilisées qu'après avoir été clarifiées, encore vaudrait-il mieux ne pas les laisser arriver au réservoir.

Toute eau trouble, soupçonnée de contenir des débris de végétaux ou d'animalcules, de petites sangsues, etc., doit toujours être filtrée à travers une flanelle, un morceau de drap, une couche de sable fin. Aussi est-il toujours imprudent de boire directement dans le bassin d'une source. ou dans les flaques d'une mare, d'un fossé, d'un ruisseau débordé, etc. : l'eau qu'on boit ainsi suffit à causer des fièvres intermittentes, des dysenteries.

Les eaux de puits sont généralement calcaires et difficiles à digérer : les meilleures sont celles des puits creusés loin des habitations et des écuries. L'eau de puits, de citerne, doit être exposée quelques jours à l'air ; si on est pressé, on la battra avec une vergette en bois décortiqué ; ou bien encore, on la fera tomber d'un lieu élevé, sous forme de pluie, dans le vase d'où on la tirera ensuite pour la boire.

L'eau pure, fraîche, étanche bien la soif : coupée avec un tiers de vin aux repas, ou aiguisée d'un vingtième de bonne eau-de-vie pour le travail aux champs, elle constitue une boisson tonique et salubre.

Est-il besoin de rappeler qu'on ne doit jamais boire de l'eau trop fraîche, le corps étant en sueur ?

La bière est une boisson très-saine, mais peut-être d'un prix un peu élevé en Algérie. Les Colons des localités basses se trouveraient bien de confectionner pour leur usage domestique, des petites bières dites « de ménage. »

Quant aux eaux-de-vie, aux spiritueux (cognac, rhum,) aux préparations alcooliques (absinthe, kirch, genièvre, curaçao, marasquin, anisette, champoreaux, etc.,) ou dont le vin fait la base (vermouth), d'une part l'usage à jeun en doit être sévèrement évité ; et de l'autre, que de Colons ont succombé à leur emploi journalier sans motifs, à leur abus d'autant plus fatal que la chaleur du climat provoque déjà la soif, rend l'estomac, le foie et les intestins plus sensibles à l'excitation, irrite déjà les nerfs et prédispose aux maladies du cerveau, aux rhumatismes, aux névralgies (douleurs), etc. ! Aussi, combien d'hommes, venus forts et robustes, qui sont bientôt ruinés par l'intempérance ! Observez le teint jaune et amaigri de ceux qui résistent un peu plus longtemps ! Voyez quels chétifs enfants naissent, la plupart pour mourir bientôt, de ces parents dégradés par les mauvaises habitudes ! Nous ne saurions trop le répéter aux Colons : « Fuyez les alcooliques ; à doses répétées et rapprochées, ce sont de véritables poisons. »

Le vin pur, de bonne qualité, en quantité raisonnable et à la fin du repas, est le meilleur des toniques pour le travailleur.

Une bonne boisson fébrifuge, qui en même

temps calme parfaitement la soif, c'est la décoction du café étendu d'eau, modérément sucrée : voilà le véritable breuvage de l'ouvrier en Algérie. Il en est de même de la préparation vulgaire connu dans toues les villes de France, sous le nom de « coco, » tout uniment composée d'une infusion de racines de réglisse (50 grammes), dans un litre d'eau bouillante.

Il faut imiter les Indigènes qni s'habituent de bonne heure à résister à la soif, ou qui, lorsqu'ils en sont vivement tourmentés, commencent par conserver dans la bouche de l'eau fraîche, sans l'avaler et s'en ablutionnent en même temps la face et les mains. Sous l'influence des chaleurs de l'été et des rudes travaux des champs, on n'est que trop porté à boire ; et malheureusement, plus on boit en pareille circonstance, plus on a envie de boire, plus on s'affaiblit par les transpirations, plus on fatigue l'estomac.

Outre la chaleur et l'humidité qui caractérisent particulièrement l'air algérien, il faut lui reconnaître également une assez grande mobilité marquée par des variations brusques et instantanées plusieurs fois dans un même jour. Le colon doit se mettre en garde contre ces fréquentes mutations dans la température dont les effets ordinaires se traduisent par des refroidissements faciles, des douleurs rhumatismales, des maux de gorge, des coliques, etc. Les vêtements de laine (flanelle, drap) sont donc bien d'une absolue et constante nécessité, comme les Indigènes, touverts d'un ou plusieurs burnous, en donnent si logiquement l'exemple.

Vers la fin de l'été, surtout, en septembre et octobre, souffle par intervalles le siroco (vent du désert), chargé de fine poussière et assez brûlant pour racornir les feuilles des végétaux, sécher la gorge et la peau du visage, irriter les yeux et le système nerveux. A ce moment, la prudence exige que le Colon s'enferme chez lui : toute marche, tout travail, sous le règne de ce vent de feu, détermineraient des accidents (asphyxies, délire), ainsi qu'on l'a maintes fois constaté chez les militaires en expédition. Si, cependant, le siroco surprend le Colon pendant le travail ou en route, celui-ci doit bien se garder de se coucher contre le sol dont l'échauffement rapide serait d'un contact funeste; il vaut mieux qu'il regagne lentement son gîte et, en cas d'impossibilité absolue, qu'il se réfugie, s'il y a moyen de le faire, dans un endroit abrité et ombragé.

L'air très pur est principalement nécessaire aux nouveau-nés : aussi leur berceau, à claire-voie, doit être suffisamment élevé au-dessus du sol, placé dans un endroit aéré de la chambre et non pas dans un coin, derrière des rideaux, comme on ne le fait que trop souvent. Une simple mousseline l'entourera la nuit pour que les moustiques n'y pénètrent pas, sans que la circulation de l'air soit trop empêchée.

Dès que l'enfant commencera à marcher, on lui fera prendre ses ébats au grand air, sur une natte ou une couverture, dans un endroit bien abrité.

Les jeunes enfants sont très-sensibles aux variations de température, surtout à l'humidité. C'est une mauvaise habitude de les amener ou de les faire amener par leurs mères sur les terrains qu'on défriche ou qu'on laboure, ou bien encore de les laisser jouer, à la tombée de la nuit, dans la cour, aux abords de la ferme. Le contact de cet air malsain ne tarde pas à déterminer des fièvres intermittentes, des engorgements glanduleux du cou et du ventre, etc.

Aux influences atmosphériques se rattachent la petite-vérole, la rougeole, etc. La vaccine doit être pratiquée vers le 4e mois de la naissance, puis renouvelée tous les 7 à 8 ans, principalement à l'approche d'une épidémie de variole. En agissant ainsi, on a toutes chances d'éviter l'atteinte de la maladie, et si l'on n'y échappe pas, la petite vérole est au moins très-simple et trés-bénigne.

Les travaux agricoles qui ont pour but de remuer profondément le sol, tels que : fossés d'écoulement, canaux de dérivation, opérations de desséchements, doivent être entrepris en automne sitôt après les premières pluies. Dès que les chaleurs arrivent (en mai-juin), la sécheresse de la terre et l'abondance des émanations qui s'échappent de ses larges crevasses, des bords, des fonds vaseux, des marécages, des embouchures de cours d'eau, exigent impérieusement que l'on cesse tout travail de ces terrains : en effet, les maladies dominantes chez les ouvriers obstinés à cette occupation malsaine sont celles du foie et du cerveau. Malgré cet éloignement nécessaire de pareils foyers pestilentiels, le Colon ne restera pas inactif : la fabrication de tuiles, de briques, l'extraction de la pierre, la préparation des bois de charpente et de menuiserie, le transport des matériaux nécessaires aux constructions privées ou publiques, les détails minutieux des améliorations de l'habitation et de ses dépendances, sauront occuper utilement ses loisirs. Toutefois, la journée ouvrière au grand air ne commencera qu'après que le soleil levant aura dissipé les brouillards du matin : elle sera terminée avant la chute complète du jour. Ne pas oublier qu'en Algérie il n'y a point de crépuscule; par conséquent, le passage du froid au chaud, du chaud au froid, le matin et le soir se prononcent très-brusquement, et les refroidissements de l'atmosphère au coucher du soleil sont des plus funestes quand on ne s'est pas hâté de rentrer au logis.

Le climat algérien est, en raison de sa température généralement assez élevée, énervant et affaiblissant : le Colon doit donc proportionner à ses propres forces les fatigues de son travail journalier, notamment en été. A l'exemple des sages mesures en vigueur dans l'Armée, qui suspendent ses exercices de dix heures à quatre heures, de juin à septembre, c'est-à-dire pendant la période la plus chaude de l'année, le cultivateur aura soin de rester chez lui, durant le milieu du jour, de juin à septembre, pour s'y livrer à de petites occupations d'intérieur. A l'imitation des indigènes, il pourrait, à ces mêmes heures, retremper ses forces dans le sommeil et faire ce qu'on appelle « la sieste. » Il sera mieux pour lui, toutefois, de ne pas contracter cette habitude qui a l'inconvénient d'allanguir les digestions et d'énerver les forces.

Bien des ouvriers agricoles, par exemple les moissonneurs, ont la coutume de passer la méridienne en plein air, le plus souvent sur le lieu même de leur travail, sur le sol plus ou moins humide, sur des bottes de foin, ou sous les arbres, les arbustes (lauriers-roses) du voisinage; ce sont-là de mauvaises pratiques qui exposent aux névralgies rhumatismales, aux fièvres, aux douleurs de reins, etc. Ils doivent, pendant la suspension forcée du travail, se reposer, suffisamment couverts, sous des tentes, dans des baraques en planches, dressées sur une éminence et à quelque distance des champs et des végétaux à fortes émanations. Cette précaution est, à plus, forte raison indispensable, si le travailleur doit passer la nuit dehors.

Tout ce qui vient d'être dit concernant la nécessité d'un travail bien réglé, proportionné avec les forces individuelles, aura pour effet de les ménager et d'en prévenir la perte avant l'âge. Il s'applique surtout aux femmes qui, en raison de leur sensibilité plus grande, sont plus affectées par le climat et ont en outre à supporter les fatigues domestiques et sexuelles de toute nature. Quant aux jeunes gens, qui font de bonne heure l'apprentissage d'une industrie ou des travaux agricoles, leur labeur doit être en rapport non pas avec la taille que le climat algérien développe prématurément, mais avec la force effective dont ils sont réellement pourvus : cette croissance précoce exige, en effet, beaucoup de ménagements pour ne pas provoquer des déformations ou l'usure de certaines organes.

Deux conseils encore avant de terminer.

Le Colon, débarqué en Algérie, ne peut pas toujours être immédiatement dirigé sur les terres qui lui sont destinées ; livré à lui-même et sans guide ni conseil, il n'a pas toujours la sagesse de ménager ses modestes ressources. Aux émotions du départ du pays natal et aux fatigues du voyage, il devrait opposer le repos du corps, le calme de l'esprit, pour lui comme pour sa famille ; loin de là, il s'abandonne volontiers aux excitations trompeuses du climat nouveau, il promène son oisiveté dans les cabarets, il y dissipe peu à peu ses petites économies, il prépare à tous les siens les duretés de la gêne, et quand il arrive sur sa concession, le corps est déjà épuisé par les excès et la souffrance physique, comme sa bourse s'est vidée pour le plaisir ; quel soutien pourra-t-il donner à sa famille ?

D'autre part, mille circonstances inutiles à détailler, mais que chacun peut prévoir, viendront peut-être soumettre l'émigrant agricole aux dures épreuves de l'isolement, de la nostalgie. Des faux calculs, une mauvaise récolte, la maladie, absorberont ses économies et compromettront les rentrées sur lesquelles il croyait pouvoir compter.

Il adoucira du moins, s'il ne réussit pas à l'éviter complètement, cette douloureuse situation matérielle et morale, en s'affiliant, dès l'arrivée, à une *Institution de seco.rs mutuels*. Chaque centre de population devrait, avec ses annexes, organiser une Société de ce genre, qui faciliterait partout les rapports des colons expérimentés avec les nouveaux venus. On soutiendrait ainsi bien des défaillances, on préviendrait bien des misères et bien des maladies. Les habitants du même village, se connaissant tous, s'apprécieraient et se prêteraient volontiers aide, conseils et assistance en toutes circonstances. Intéressés les uns vis à vis des autres à se faire considérer par de bons exemples, ils auraient bientôt déraciné au milieu d'eux l'inconduite, l'intemperance, l'égoïsme et la démoralisation qui est la perte de toute énergie sociale. Enfin cette association permettrait d'avoir, à la disposition des familles et à peu de frais, une salle de lecture pourvue de livres instructifs, et une ou plusieurs baignoires économiquement chauffées, qui seraient mises à tour de rôle à la disposition des membres associés, pour le plus grand bienfait de l'hygiène individuelle.

94

BIBLIOTHEQUE NATIONALE DE FRANCE
3 7531 00837575 1

www.ingramcontent.com/pod-product-compliance
Ingram Content Group UK Ltd.
Pitfield, Milton Keynes, MK11 3LW, UK
UKHW012114240726
13965UKWH00004B/1770

9 782012 96538